DU TRAITEMENT RATIONNEL

DE LA

PHTHISIE PULMONAIRE

PAR LE MOUVEMENT GYMNASTIQUE,

Suivi d'un aperçu sur la nécessité d'introduire l'habitude
d'exercices méthodiques dans la vie intérieure
des familles.

Lettre à M. le docteur Bureaud-Riofrey,

PAR

N. DALLY,

Professeur de gymnastique hygiénique et médicale, membre de la
Société des Sciences du Hainaut, de la Société Asiatique,
de la Société Ethnologique, etc.

PRIX : 1 FR. 50 C.

A PARIS,

CHEZ L'AUTEUR, 14, RUE DE SAINT-QUENTIN,

ET A L'IMP. LITHO-MÉCANIQUE, N° 6, RUE DE SAINT-QUENTIN,
faubourg Saint-Denis.

1850

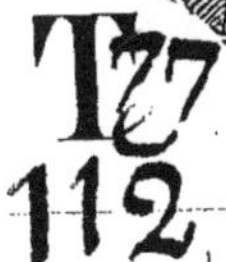

DU TRAITEMENT RATIONNEL

DE LA

PHTHISIE PULMONAIRE

PAR LE MOUVEMENT GYMNASTIQUE,

Suivi d'un aperçu sur la nécessité d'introduire l'habitude
d'exercices méthodiques dans la vie intérieure
des familles.

Lettre à M. le docteur Bureaud-Riofrey,

PAR

N. DALLY,

Professeur de gymnastique hygiénique et médicale, membre de la
Société des Sciences du Hainaut, de la Société Asiatique,
de la Société Ethnologique, etc.

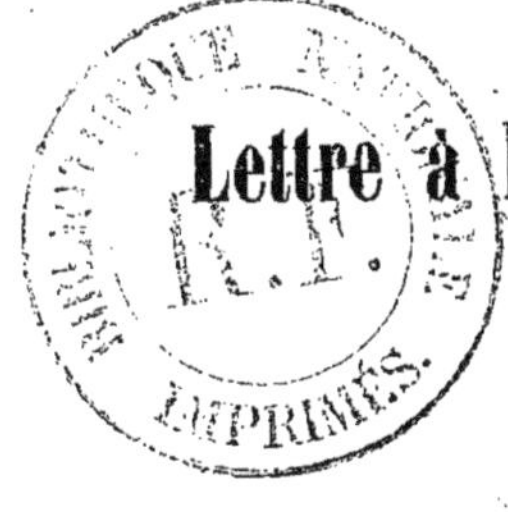

A PARIS,

CHEZ L'AUTEUR, 44, RUE DE SAINT-QUENTIN,

ET A L'IMP. LITHO-MÉCANIQUE, N° 6, RUE DE SAINT-QUENTIN,
faubourg Saint-Denis.

1850.

1849

Beaucoup de personnes s'imaginent qu'il n'y a point de phthisiques dans les pays chauds.

C'est une erreur.

Il y en a à Marseille comme à Paris, en Italie comme en An-
gleterre, et comme en Europe, il y en a, sous toutes les latitudes,
en Asie, en Afrique, en Amérique, dans les îles de l'Océanie et
de l'Atlantique.

L'humanité tout entière paie tribut à cette affreuse maladie.

Toute infraction aux lois harmoniques qui régissent le mécanisme humain peut être cause de la production du tubercule,
soit héréditaire, soit accidentel, et de son développement.

Mais ce qui prouve que c'est moins le défaut d'une bonne alimentation que le défaut d'exercices réguliers et énergiques, qui
favorise la production de la phthisie, c'est que cette maladie est
plus commune chez l'homme oisif que chez l'ouvrier, chez le riche que chez le pauvre.

Les causes les plus ordinaires de la phthisie, sont : l'hérédité,
une vie inactive ou sédentaire, une activité continue et toujours
uniforme, soit corporelle, soit intellectuelle, quelque peu fatigante
qu'elle soit, et souvent même parce qu'elle est peu fatigante, —
le manque d'air libre et de soleil, — un air calme et humide, —
l'inactivité des fonctions de la peau, — une transpiration arrêtée,
— les déviations de la taille, — l'étroitesse de la poitrine, — la
croissance trop lente ou trop rapide, — des habitudes vicieuses...

L'humidité des appartements est une des causes principales
de la phthisie; mais il est constaté que les individus exposés à
l'humidité pendant leurs travaux soit dans les appartements, soit

à l'air libre, ne deviennent presque jamais phthisiques, lorsqu'ils exercent avec énergie leurs forces physiques.

A Amsterdam, la phthisie exerce plus de ravages chez les hommes que chez les femmes. A Paris, cette proportion est dans l'ordre inverse. Ce qui dispose particulièrement la femme à cette maladie, c'est sa constitution lymphatique, c'est la compression de ses vêtements, sa vie intérieure et sédentaire, en un mot la négligence de son éducation physique.

En général, le tubercule se forme de douze à quatorze ans, et c'est le plus fréquemment de vingt à trente ans que la phthisie frappe ses victimes.

Pour prendre une idée de l'importance de cette question, il faut lire les belles recherches des docteurs Rogée, Boudet et Bennett.

« Rogée, prématurément enlevé à la science, a démontré, par des recherches cadavériques, que sur cent malades qui meurent de différentes maladies, cinquante peuvent mourir phthisiques, car il a rencontré des concrétions pulmonaires cinquante fois sur cent.

« Félix Boudet a annoncé à l'Académie des sciences qu'il avait constaté l'existence de tubercules dans les poumons :

1 fois sur 57 chez des sujets de 1 à 2 ans,
33 fois sur 45 — de 2 à 15 ans,
116 fois sur 135 — de 15 à 76 ans.

« Ces traces non équivoques de la fréquence des tubercules prouvent, d'une manière incontestable, que la phthisie est fréquente, qu'on n'en meurt pas toujours, enfin qu'elle est curable.

« Le docteur Hughes Bennett, professeur de médecine et de clinique à l'infirmerie royale d'Edimbourg, a lu, à la Société médico-chirurgicale de cette ville, un Mémoire dans lequel il confirme, par des recherches attentives et des dissections consciencieuses, les opinions et les découvertes de Rogée et de Boudet. — Sur 73 individus dont les poumons ont été examinés après la mort, il a trouvé des cicatrisations et des concrétions dans 28. Il y avait induration dans 12, et des matières crétacées dans 16.

« L'énorme proportion de tubercules à l'état latent ou concret prouve que le premier organe qui reçoit le souffle de la vie, qui donne pour ainsi dire l'impulsion à toute la machine, est celui qui porte le plus souvent en lui-même le germe fatal de la destruction. Nous naissons tous *avec un germe de mort. Ce germe est neutralisé par les forces de la vie ; mais dès le moment que ces forces diminuent*, l'affaiblissement, le germe morbide que nous avons reçu en naissant apparaît et se développe si nous ne nous opposons à ses progrès.

« Le poumon, cet organe éminemment *vital*, est aussi l'organe qui, pendant la vie, reçoit le plus d'atteintes. La moitié de l'espèce humaine périt par les poumons, la cinquième partie finit par la phthisie.

« Les pestes et les épidémies qui portent la terreur et la désoation parmi les hommes, sont heureusement passagères. Elles entraînent, comme un torrent, un grand nombre de victimes ; mais la phthisie est la peste permanente qui décime sans cesse les populations et qui sévit, le plus souvent, sur les êtres que la nature semblait avoir pris plaisir à embellir de ses dons. » (*Curabilité de la phthisie.*)

Et quand on songe que malgré des preuves incontestables de guérison de la phthisie, même au dernier degré, le monde médical en est encore à discuter si la phthisie est curable ; — quand on voit les médecins les plus renommés, réduits à essayer en tâtonnant une foule de médicaments, mettre à contribution, comme le dit le docteur Crosilhes, tout l'arsenal de la pharmacie contre ce terrible fléau, et cela sans résultats ! — Ou s'ils ont obtenu par hasard quelque succès, ne pouvoir distinguer à quel médicament ils le doivent ; — en vérité, on reste accablé, humilié en présence de cette affreuse maladie et de l'impuissance de la science.

Puisse enfin notre *traitement rationnel* apporter espoir et guérison à l'humanité !

DU TRAITEMENT RATIONNEL

DE LA

PHTHISIE PULMONAIRE

PAR LE MOUVEMENT GYMNASTIQUE.

A monsieur BUREAUD-RIOFREY, *docteur en médecine de la Faculté de Paris.*

Monsieur le docteur,

Je m'empresse de vous remercier de l'hommage que vous m'avez fait de votre ouvrage intitulé : *Curabilité de la phthisie et des scrofules, appuyée sur des preuves authentiques* (1).

Je l'ai lu avec d'autant plus d'intérêt, que je crois avec vous que la phthisie n'est pas incurable, et que la doctrine contraire est un des plus tristes et des plus cruels préjugés de notre époque.

Oui, docteur, les annales de la médecine attestent que beaucoup de phthisiques, même au dernier degré, ont été guéris sans le concours de l'art, peut-être même malgré son concours. La nature faisait, seule, les frais de cette guérison, et toutes les fois que l'art a guéri, c'est lorsque le traitement se trouvait en rapport avec les moyens que la nature mettait en œuvre pour opérer la guérison.

L'art aide sans doute; mais c'est toujours la nature, c'est-à-dire la force intime de l'organisme vivant, qui guérit. A ce pro-

(1) Chez Germer-Baillière, Paris, 1847.

pos, vous citez ce passage d'Hippocrate : *La nature guérit les maladies ; elle entre en lutte avec les matières morbifiques, elle se crée des voies, et produit des mouvements pour les expulser.*

Non qu'il se produise ici une véritable lutte entre deux êtres soumis à des lois différentes ; ce serait une absurdité, car les lois qui président à la santé et à la maladie, à la conservation de l'organisme et à sa destruction, sont absolument les mêmes. Dans l'un et dans l'autre cas, c'est toujours l'action intime et réciproque des molécules intégrantes et constituantes qui opèrent ; seulement les combinaisons moléculaires sont différentes, et il y a tendance à guérison lorsque les actions et les combinaisons moléculaires tendent à reprendre l'équilibre normal de la vie organique.

C'est dans ce sens, dit le docteur Fourcault, que la nature guérit. — Par quels moyens ?

Ce ne sont pas les moyens qui manquent, puisqu'il y a des preuves de guérison par tous les moyens, mais ils n'ont pas été suffisamment observés, médités et coordonnés.

Jusqu'ici, on s'est généralement borné à l'histoire de la phthisie ; on a minutieusement étudié et décrit la période latente ou d'incubation, la période de ramollissement et de cicatrisation, la période de désorganisation, et toutes les complications constitutionnelles qui accompagnent ces périodes distinctes dans chaque variété de phthisie.

Sur toutes ces questions anatomiques et pathologiques, d'admirables travaux ont été publiés.

« Malgré les recherches importantes de Bayle, de Laënnec, de Broussais, de Baillie, de MM. Andral, Cruveilhier, Carswell et d'une foule d'autres observateurs qui ont marché dans la route indiquée par Bonnet et tracée par Morgagni, le traitement de la phthisie pulmonaire n'est encore, dit le docteur Fourcault, qu'une méditation stérile sur la mort. Cette affection n'est sans doute pas toujours mortelle, et l'art seconde par fois les efforts de la nature ; mais dans le plus grand nombre de cas, les médecins sont les inutiles spectateurs d'une lutte funeste.

« Les praticiens les plus éclairés de notre époque, comme

ceux qui suivent aveuglément les voies de l'empirisme, constatent chaque jour cette affligeante vérité. Cependant, parmi ces derniers, on en trouve qui ont une grande confiance dans les ressources de leur art : ils invoquent souvent leur expérience, et marchent avec confiance au milieu des plus épaisses ténèbres. Il en est d'autres que l'on peut comparer à des pilotes imprévoyants qui engagent un vaisseau au milieu des écueils : s'il ne se brise point, ils attribuent à leur expérience et à leur manœuvre un événement heureux dû aux seules chances du hasard.... D'ailleurs, les médecins les plus éclairés sont profondément affligés de l'inutilité des tentatives qui ont été faites : ils reconnaissent que les moyens qui ont été successivement vantés pour combattre l'affection tuberculeuse des poumons, sont restés sans effet entre leurs mains (1). »

A l'exception du docteur Fourcault, je ne sache personne qui se soit encore sérieusement occupé d'une méthode de guérison de la phthisie, en rapport avec les lois de l'organisme, avec toutes les variétés de la maladie et toutes les diathèses constitutionnelles.

Or, tel est aussi l'objet de vos longues et savantes recherches.

Je citerai vos propres paroles :

« L'absence d'une méthode qui embrasse toutes les variétés et qui réponde à toutes les complications, condamne le traitement ordinaire aux chances du hasard. Sur cent phthisiques traités ainsi, est-il fort extraordinaire qu'il s'en trouve un qui soit bien traité ? Voilà à peu près comment les guérisons ont lieu. Or, ce que j'ai entrepris, c'est d'arracher les phthisiques aux hasards d'un traitement, c'est de leur donner toutes les chances de guérison, chances d'autart plus nombreuses que la méthode répondra davantage à toutes les causes, à toutes les variétés de la phthisie ; c'est de ne rien laisser au hasard, de lui arracher tout

---

(1) Fourcault : *Causes générales des maladies chroniques, spécialement de la phthisie pulmonaire, et moyens de prévenir le développement de ces affections*, Paris, Dusillion, 1844.

ce qu'on peut : le hasard n'est, après tout, qu'un mot imaginé pour cacher notre ignorance. »

Docteur, c'est une grande et noble tâche que vous avez entreprise, car cette question intéresse toute l'espèce humaine, décimée par ce fléau, l'un des plus terribles, en raison de son universalité, de sa fréquence, de sa permanence, de sa nature contagieuse (1) et de sa transmissibilité héréditaire (2).

Vous désirez que j'en cause avec vous ; je me rends avec empressement à votre désir, persuadé que votre savoir et votre expérience suppléeront à ce qu'auraient d'incomplet mes rapides observations.

I.

Parmi les guérisons les plus remarquables que vous citez, il en est une qui a particulièrement attiré mon attention. C'est celle d'un marin de Pensylvanie, atteint de phthisie pulmonaire au dernier degré (p. 114). Sans espoir de le guérir, le célèbre

---

(1) Parmi les médecins, les uns nient, les autres admettent la communicabilité de la phthisie par contagion. Il y a des preuves pour tous ; mais serait-il sage de la nier absolument, et dans tous les cas ? Je ne le pense pas, et je recommanderai toujours de certaines précautions, surtout dans les dernières périodes de la phthisie. — A Naples, où la phthisie est considérée comme contagieuse, la loi autorise un propriétaire à expulser de sa maison toute personne atteinte d'une affection chronique de la poitrine. Si la personne meurt phthisique, le propriétaire a le droit de faire payer à la famille une indemnité pour la démolition et la reconstruction des lieux habités.

(2) La plupart des maladies sont transmissibles par voie de génération. Voici à ce sujet la pensée du docteur Lallemand, de l'Institut :

« Ce n'est pas seulement, dit-il, le *facies* qui se transmet par voie de génération, c'est encore le tempérament, la taille, la démarche, le geste et jusqu'au son de la voix ; ce sont aussi des goûts spéciaux, des antipathies inexplicables, des habitudes singulières, des tics bizarres ; et cela dans des circonstances telles que la tendance à l'imitation n'y pouvait être pour rien ; comme, par exemple, quand les

docteur Rush lui prescrivit des *cordiaux*, *l'eau-de-vie* à faible dose et l'*opium*, tout simplement, dit-il, dans le but de faciliter son passage de cette vie dans l'autre. Quelques mois après, il fut fort étonné de retrouver ce marin assis sur sa barque qu'il conduisait lui-même. L'année suivante, il le revit en parfaite santé dans les rues de Philadelphie. Le docteur Rush ajoute : PEUT-ÊTRE *que l'exercice des rames, exercice qu'il continua plusieurs fois sur sa barque, contribua à rendre sa cure plus complète.*

Ainsi, ce docte professeur de l'université de Pensylvanie soupçonne, sans toutefois y attacher une sérieuse attention, que

enfants ont perdu leurs parents de bonne heure, ou quand ils en ont été complétement séparés.

« Il est clair que *tous les tissus, tous les organes intérieurs sont susceptibles de partager les ressemblances qu'on observe dans les formes extérieures.* De là ce qu'on appelle le *beau sang* de certaines familles, et les exemples de longévité qui s'y font remarquer ; de là aussi des dispositions héréditaires à certaines maladies qui se manifestent de la même manière aux mêmes époques de la vie, et suivent exactement le même cours. Ce qui ne veut pas dire que la maladie ait été transmise directement, immédiatement ; car elle n'existe pas toujours chez les parents au moment de la conception ; mais la similitude de l'organisation traduit, à l'intérieur, des ressemblances aussi exactes que celles de la figure ; de là des dispositions aux mêmes maladies, à l'époque où les organes acquièrent le même développement, comme la ressemblance des traits se prononce avec les progrès de l'âge.

« Toutes ces espèces d'hérédité sont si communes et si connues, que je crois inutile d'en citer des exemples. Je dirai seulement qu'on s'étonne à tort d'en retrouver plus souvent et plus exactement les traces dans les ascendants que dans le père et la mère, de les voir franchir une génération pour reparaître dans la suivante. Car ces anomalies apparentes tiennent précisément à ce que les modifications produites par les agents extérieurs sont d'autant plus durables, qu'elles ont mis plus de temps à se manifester, comme je l'ai fait voir en parlant de la culture et de la domestication. C'est par la même raison que les caractères de la race sont plus indélébiles que ceux de la nation et de la province. (*Education physique*, page 74.)

l'exercice des rames fut un simple auxiliaire de cette guérison.
Je crois, au contraire, qu'il en fut la base essentielle.

C'est la question que je me propose d'examiner ici.

II.

D'abord, cette guérison me rappelle une époque bien éloignée
à laquelle je vous prie de vous reporter un moment. Les enseignements de la sagesse antique ont toujours eu pour moi quelque
valeur, surtout dans les temps où nous vivons.

Dans les beaux jours de la Grèce, la partie essentielle de l'éducation et des récréations publiques reposait sur un savant et large
système d'exercices corporels, qui prenait l'homme dès l'enfance
et l'accompagnait jusque dans l'âge le plus avancé.

Dans ces exercices, il y avait bien des choses 'à observer : le
lieu, la saison, l'heure, l'air, la nourriture, l'âge, le sexe, la constitution, les instruments, leur forme, leur pesanteur, la nature
de l'exercice, son mode, sa qualité, sa quantité, son énergie, son
étendue, sa figure, son rythme, la pose et l'attitude du sujet.—
Venaient ensuite les bains chauds ou froids, les bains de vapeur,
les frictions, etc.

Les gymnastes, ou comme on les appelait quelquefois, les *mai-
tres de santé et de beauté*, étaient, en général, des philosophes,
des médecins, des prêtres, des hommes de savoir et d'expérience (1). Tels furent Chiron, l'instituteur de tous les héros qui
se signalèrent au siége de Troie (2) ; Solon, le législateur ; Hérodicus, le restaurateur de la médecine gymnastique ; Hippocrate,
dont les ouvrages se composent en grande partie de prescriptions
gymnopathiques (3) ; le sage Socrate, qui chaque jour se livrait
chez lui, avec ses amis, aux exercices du gymnase (4), et Platon,

(1) Platon, *lois*, X.
(2) Thucydide.
(3) *OEuv. comp.* d'Hip., trad. du Littré.
(4) *In conviv. Xenoph.*

cet athlète de profession (1), qui nous a laissé de précieux traités de gymnastique et d'hygiène générale.

Je rapporterai quelques-uns de leurs préceptes :

La gymnastique est pour le corps ce qu'est le van du moissonneur pour le froment qu'il nettoye et purifie, en chassant la paille et les épis vides (Solon).

Il faut s'appliquer sérieusement à la gymnastique pendant toute sa vie, à commencer dès l'enfance (Platon).

Le mouvement gymnastique, réparti régulièrement dans tous les membres, développe et conserve les belles proportions du corps (Platon) (2).

Il triomphe de tous les germes de maladies (Platon).

Qui suit une gymnastique simple et régulière parviendra, s'il le veut, à se passer de médecins, hors le cas de nécessité accidentelle (Platon).

Pour jouir constamment d'une bonne santé, il faut éviter la satiété des aliments, et faire un fréquent usage des exercices du corps (Hippocrate).

Or, c'est un fait historique, confirmé par Platon même, qu'aussi longtemps que la gymnastique des Grecs conserva son caractère hygiénique, les maladies furent peu nombreuses, et la population

(1) Serv. *in Æneid.*, 7; Laert. *in vitâ Plat.*

(2) La répétition incessante des mêmes mouvements finit par faire prédominer certains muscles aux dépens des autres. C'est ainsi que les mêmes occupations, quelque faibles mouvements qu'elles exigent, amènent constamment les mêmes déviations de la taille, les mêmes difformités des membres, enfin les mêmes maladies chroniques. Les exercices du corps doivent donc être méthodiquement variés pour contrebalancer les désordres occasionnés dans l'économie par les occupations de chaque jour, et pour rétablir et maintenir un constant équilibre dans l'ensemble des fonctions organiques. Telle est la différence qui existe entre le *travail* et l'*exercice rationnel* de la gymnastique. Le travail détourne la nutrition au profit de quelques muscles, mais aux dépens des autres; l'exercice gymnastique utilise cette nutrition au profit de tous et favorise la réparation complète de tous les tissus de l'économie. L'un épuise et l'autre fortifie.

hellénique offrit aux arts les plus parfaits modèles de la nature humaine.

Outre les exercices généraux, essentiellement prophylactiques, il y avait des exercices spéciaux employés comme moyens théra-peutiques. Les uns constituaient la *gymnastique hygiénique*, et les autres *la gymnastique médicale* ou *médecine gymnastique*.

La phthisie était rare à cette époque. Cependant, Platon rap-porte qu'Hérodicus s'est guéri d'une phthisie pulmonaire au moyen de certains mouvements gymnastiques ; et Hippocrate mentionne quelques cas traités avec succès par des procédés semblables.

Dès que ce vaste système d'éducation physique fut négligé (1), et que l'art de la gymnastique, faussé, devint purement athlétique,

(1) Platon, qui vivait dans le quatrième siècle avant notre ère, se plaint déjà de cette négligence en ces termes :

» Pourquoi, dit-il, les exercices et les jeux gymnastiques sont-ils négligés ?

» Faut-il en rejeter la faute sur l'ignorance des peuples et des lé-gislateurs ?

« Peut-étre.

« Mais on doit surtout l'attribuer à deux autres causes qui sont suffisantes pour produire cet effet.

« La première est cet amour des richesses, qui ne laisse à per-sonne le loisir de s'occuper d'autre chose que de sa propre fortune, de sorte que l'âme de chaque citoyen, étant suspendue tout entière à cet objet, ne peut penser qu'au gain de chaque jour. — Ils sont donc tous très-disposés à apprendre et à cultiver en leur particulier toute science, tout exercice qui peut les enrichir, et ils se moquent de tout le reste. C'est là une des raisons qui fait qu'on ne montre nulle part aucune ardeur pour les exercices du corps, ni pour aucun autre exercice honnête, — Tandis que pour satisfaire le désir insatiable de l'or et de l'argent, on embrasse volontiers tous les métiers, tous les moyens, sans prendre garde s'ils sont honnêtes ou non, pourvu qu'ils nous enrichissent ; et qu'on se porte sans répugnance à toute action illégitime ou impie, même aux plus infâmes, dès qu'elles nous procurent, comme aux bêtes, l'avantage de manger et de boire autant qu'il nous plaît, et de nous plonger dans les plaisirs des sens. (*Lois*, VIII.) »

guerrier et acrobatique (1), l'homme antique dégénéra, — et les maladies se multiplièrent.

Ce fut surtout dans le monde romain, vaincu par la mollesse et par l'intempérance, que la dégénérescence de l'espèce humaine fut plus sensible.

Le Champ-de-Mars était toujours le champ des exercices de la population. Chaque maison consulaire, chaque villa avait son gymnase, sa palestre, sa sphéristique, ses bains somptueux (2); mais la gymnastique n'était plus un art, un ensemble d'exercices savamment combinés pour développer les proportions harmonieuses du corps. On ne s'exerçait plus guère que pour bien souper, pour mieux supporter l'orgie, pour combattre avec avantage dans les cirques et dans les amphithéâtres (3).

La nature physique de l'homme porta de plus en plus des traces évidentes de l'oubli des règles méthodiques de la gymnastique et de la dépravation morale. « La taille de l'homme, dit Pline, va décroissant chaque jour... La sève vitale diminue... (4) »

Les maladies devinrent plus nombreuses et plus variées, et les affections de poitrine plus fréquentes. Cicéron et la plupart des personnages historiques de cette époque en furent atteints.

Or, si l'on consulte Galien, Oribase, Pline, Avicène, Ætius, on trouve que le traitement de ces maladies, et spécialement de

---

(1) « L'art de la gymnastique dégénéra en tours d'adresse, et de la part des maîtres, en pur charlatanisme. (Plat. *Lachès*.) »

« La toilette, l'usage du fard prit la place de la gymnastique, procédé trompeur, dangereux, indigne d'une âme libre et généreuse, lequel, par le prestige des formes, des couleurs, du poli de la peau, ou par la magnificence des vêtements, cherche à faire illusion, au point que, négligeant la beauté réelle et naturelle qui s'acquiert par les exercices gymnastiques, on aspire à briller d'un éclat emprunté et mensonger. (Plat. *Gorg.*, 20.) »

(2) Martial, *Epig.*, XII; Cicer. *Ad Att.* I, 16.

(3) *Mox deinde ut apti veniamus ad ganeas, quotidianam cruditatem laconicis excoquimus, et exuto sudore, sitim quærimus.* (Col. de re rust.)

(4) *Hist. nat.* VII, 40.

2

la phthisie pulmonaire, se composait toujours de prescriptions gymnopathiques, parmi lesquelles je remarque :

Les exercices de la voix, la vocifération et le chant ;

Les exercices du disque, du javelot, des fardeaux, des rames, des haltères (1).

La promenade en voiture ou en litière (2) ;

Les promenades à pied, dans des lieux plantés de sapins ;

Les bains froids ou chauds, selon les cas ;

Les percussions, les frictions sèches, humides, onctueuses ou aromatiques ;

La navigation en pleine mer ou le long des côtes.

A Rome, les phthisiques faisaient ordinairement un voyage en Lybie ou en Egypte. On avait reconnu que ces climats leur étaient favorables ; mais on attribuait principalement leur guérison moins à l'influence climatérique, qu'à celle du tangage et du roulis du navire qui les portait à travers l'atmosphère marine, imprégnée d'atômes de sel, d'ammoniac et de goudron. — Toutefois, on avait observé qu'à leur retour à Rome, ils vivaient quelques années en parfaite santé, mais que la phthisie reparaissait en l'absence des moyens qui l'avaient fait disparaître (3).

Tels sont, en général, les exercices que les gymnastes de l'antiquité employaient contre la phthisie pulmonaire et les autres affections de la poitrine. On voit qu'ils étaient propres à produire

(1) Les *haltères* étaient des instruments en cire, en bois, en pierre, en fer ou en plomb d'environ un pied de longueur, renflés à leurs extrémités, et formant comme deux cônes réunis à leurs sommets, afin qu'on puisse facilement les saisir avec la main. Par une ouverture pratiquée dans leur épaisseur, on introduisait de petits morceaux de plomb pour en augmenter le poids selon le développement progressif de la force des élèves. — Le mot *haltère* vient de Ἀλτεω, accroître, guérir, parce que de l'usage habituel de cet instrument résultaient le développement des muscles et la santé. *Les haltères créent la chair,* dit Galien, cité par Mercuriali, V, 9. — Ce sont ces instruments que les Anglais ont conservé sous le nom de *dombells*, cloches.

(2) *Ubi phthisici navigare nequent, lecticâ eorum corpora dimovenda.* (Corn. Cels. III, 22.)

(3) Galien, *de simpl. médic.*, IX.

la compression et la dilatation des organes pectoraux, à favoriser le développement du thorax , à provoquer les fonctions de la peau; à donner un ébranlement régulier à toutes les parties ou à une partie quelconque de l'économie, et à modérer, en l'activant, l'acte de la respiration. — Bien entendu que, dans chaque cas, toutes les conditions gymniques et hygiéniques, dont j'ai parlé plus haut, étaient sagement observées (1).

Quant au régime alimentaire, je crois qu'il était fortifiant. Je n'en veux d'autres preuves que ces préceptes d'Hippocrate :

Le régime exigu et rigoureusement observé est toujours dangereux dans les maladies de long cours.

En général, un régime exigu et sévère est plus dangereux qu'un régime un peu abondant.

Il est vrai qu'il ne s'agit ici que de la quantité des aliments et non de leur qualité. Mais Galien observe que des aliments de mauvaise qualité nuisent peu à ceux qui font habituellement des exercices gymnastiques, de bons sommeils venant ensuite favoriser des digestions et des transsubstantiations complètes.

Tant s'en faut, cependant, que la qualité des aliments ne doive pas être prise en considération, surtout lorsqu'il faut nourrir un phthisique , souvent sans appétit, ou dont l'appétit vient d'être stimulé par des exercices réguliers.

L'engraissement était aussi un des moyens thérapeutiques des anciens médecins. Hippocrate en fait mention dans les *Affections internes.* L'art culinaire, qui fut porté à Athènes au plus haut degré de perfection, dut connaître les mets les plus propres à produire l'obésité, la *polysarcie,* comme ils disaient.

Une longue expérience avait appris aux athlètes par quels aliments ils acquéraient infailliblement l'énorme embonpoint qui leur était si utile dans la lutte. Or, ces aliments consistaient principalement en viandes de bœuf et de porc, en pain sans levain et en fromage. Le sel et l'anis servaient de condiments à ces mets. — Les athlètes ne faisaient qu'un repas par jour ; c'était le soir,

(1) On a beaucoup écrit sur la *gymnastique des anciens,* mais, on n'a encore rien produit de vrai et de solide sur leur savante *médecine gymnastique.*

après les exercices, alors que le mouvement gymnastique ayant dégagé le système capillaire de chaque organe, le corps était le mieux préparé pour les fonctions digestives et assimilatrices. Ce repas copieux, était suivi d'un long repos, d'un long sommeil. *Tales somnos optimæ concoctiones sequuntur.*

L'exubérance de santé des athlètes, ou plutôt leur excessive réplétion les exposait à des maladies nombreuses. Dans ce cas, la déplétion ou le dégraissement était le remède usité, et l'on avait pour cela, comme pour l'engraissement, un régime gymnique et alimentaire infaillible.

Au nombre des maladies des athlètes, je n'ai point rencontré la phthisie pulmonaire. Je n'ai point non plus rencontré que les anciens aient employé l'engraissement contre cette affection. Mais d'après les moyens dont ils disposaient pour engraisser et pour dégraisser un malade, et d'après cet aphorisme d'Hippocrate que *les déplétions comme les réplétions, poussées à l'excès sont dangereuses,* je n'oserai, avant d'avoir fait des recherches plus complètes, affirmer, d'une manière absolue, qu'ils n'ont point connu ce puissant antagonisme de la phthisie.

En résumé, docteur, je pense qu'il y a dans les doctrines et les pratiques médicales des anciens, trop négligées et trop oubliées aujourd'hui, une ample moisson d'observations et d'expériences sur le traitement de la phthisie. A vous de les méditer particulièrement; je dois me borner ici à les signaler d'une manière générale, et à faire observer que la partie principale de ce traitement était emprunté à l'art de la gymnastique.

III.

Vous avez sans doute remarqué que ce fut précisément par l'un des procédés gymniques des anciens que le marin de Pensylvanie obtint sa guérison radicale.

Comment s'est-elle accomplie? J'essaierai de le dire. Mais, auparavant, quelques mots sont indispensables sur la composition de cette unité organisée qu'on nomme *corps humain*, sur la formation du tubercule et sur son développement.

Le corps humain est le résultat du travail d'une *cellule* primitive microscopique, engendrant d'autres cellules, également microscopiques, multipliées dans une harmonieuse complexité d'organes, tels que le cœur, les poumons, les muscles, les os, etc., en sorte que chacune de ces parties est comme le tout, grande cellule recouverte d'une enveloppe appelée *peau* : « Harmonieux organisme, dit saint Paul, intimement lié par l'action unanime des véhicules de la vie, recevant, selon les besoins et l'activité de chaque partie, la faculté de croître et de s'édifier (1). »

De chacune des cellules, de chaque organe part un petit tube qui rayonne de la périphérie au centre. Ces tubes sont tellement déliés, qu'on les nomme *capillaires*.

Or, les cellules de chaque organe sont les centres où s'élabore incessamment le phénomène de sa rénovation moléculaire ; et c'est par les tubes capillaires qu'arrivent à ces cellules les matériaux atomistiques de ces élaborations mystérieuses.

Ces matériaux, infiniment tenus, se composent d'une base formée d'eau, dans laquelle naissent, vivent et se développent des corpuscules globuleux (2).

(1) *Eph.*, IV, 16.

(2) « La structure intime des végétaux et des animaux était, pour ainsi dire inconnue aux naturalistes et aux médecins anciens ; ce n'est que par les observations du dix-septième et du dix-huitième siècle qu'elle a été presque entièrement dévoilée. Les fluides vivants ont d'abord été l'objet de leurs recherches, qu'ils ont successivement étendues au tissu musculaire, au tissu nerveux et aux autres systèmes organiques. Ils ont prouvé, jusqu'à l'évidence, que la plupart des fluides et des tissus des animaux et des végétaux sont composés de corpuscules microscopiques de forme globuleuse, intimement unis entre eux dans ces solides, soit d'une manière médiate, soit au moyen d'un fluide concrété. Tel est le résultat des recherches des Leeuwenhoeck, des de Grew, des Malpighi et d'une foule d'autres observateurs illustres. Ce résultat a été confirmé par une foule d'observateurs modernes, qui ont reconnu que ces globules revêtent le plus souvent la forme sphéroïde ou ellipsoïde, et qui les ont observés dans a salive, le chyme, le chyle, le sang, les larmes, le suc pancréatique,

On ne sait comment se forment ces globules invisibles à l'œil nu ; mais on sait, par exemple, que les globules du sang parvenus dans les réseaux capillaires des poumons, y absorbent l'oxigène en se dépouillant de l'acide carbonique, tandis que, dans le réseau capillaire des autres organes, ces globules se dépouillent de l'oxigène et y absorbent l'acide carbonique. On sait aussi qu'à chaque pulsation du pouls, à chaque ondée de sang qui jaillit du cœur, l'organisme perd une certaine partie de ses atômes organisés, qui sont en même temps remplacés par des atômes de nouvelle formation, puisés, sous l'influence nerveuse, dans les globules du sang. — Ce travail de composition et de décomposition simultanées, cette rénovation moléculaire incessante de tous les tissus osseux, cartilagineux, adipeux, musculaires, nerveux, etc., s'accomplit intégralement, dit-on, dans l'espace de sept années. Il est d'autant plus actif et régulier, que les globules organisateurs et les tissus organisés sont animés d'une plus grande quantité de fluide électro-chimique, les uns à l'état positif et les autres à l'état négatif.

Ainsi ces globules, destinés à former les tissus, sont animés de tous les attributs de la vie organique (électricité, caloricité et lumière). Ils servent à l'entretien de ces tissus et à leur croissance, tant qu'ils sont à *l'état vivant*.

« Mais, comme vous le dites, si par des causes que nous ne pouvons toujours apprécier, les globules vivants qui composent le sang et qui passent tous à travers le tamis si serré et si délicat des capillaires des poumons, sont frappés de mort, ces globules *morts* de pus ou de lymphe, joints à d'autres *détritus* secrétés, et non assimilables ou excrétés, deviennent dans le poumon des noyaux de tubercules. D'autres globules morts s'agglomèrent d'autant plus aisément autour du corps inerte arrêté dans le tissu capillaire du poumon, que le sujet sera plus délicat, que ses for-

le lait, la bile, la lymphe, le fluide prostatique, l'amniotique les sécrétions des reins, etc. On voit donc que la matière qui compose une partie des solides et des liquides organiques, affecte la forme globuleuse, et que cette disposition doit avoir la plus grande influence sur le développement des formes, des actions et des phénomènes de l'organisme vivant. » (Fourcault, *Nouv. princ. de physiol.*, I, 253.)

ces seront moins énergiques, et que son poumon sera plus res- serré dans une poitrine étroite. »

Eh bien ! quelle que soit la cause déterminante ou occasion- nelle du tubercule, soit qu'elle provienne d'un foyer de destruc- tion dans les solides qui composent le parenchyme pulmonaire, soit dans les fluides qui l'arrosent et le nourrissent, imaginez toutes les causes que vous voudrez, agissent-elles homœpathi- quement ou symptomatiquement, une fois que le tubercule ou l'épine est dans le poumon, cet organe devient un centre d'actions et de combinaisons moléculaires anormales ; *il faut que ce corps étranger soit comprimé, isolé, qu'il en sorte ou qu'il en désor- ganise les tissus.*

Voyons maintenant comment a pu s'opérer la guérison de notre marin.

Incessamment transporté dans un air libre et agité par le mou- vement de la barque qu'il conduisait lui-même, il subissait la double influence d'un mouvement *passif*, le transport dans la barque, et d'un mouvement *actif*, le maniement des rames.

Or, le mouvement passif agit de sa nature du dehors au de- dans, c'est-à-dire de la surface du corps sur les poumons et sur les autres viscères ; le mouvement actif agit, au contraire du dedans au dehors, c'est-à-dire de tous les organes intérieurs sur toute la membrane cutanée ; bien entendu que nous supposons l'un et l'autre mouvement fait dans de justes limites.

En d'autres termes :

« Les mouvements actifs produisent ou provoquent la contrac- tion des fibres musculaires dans ceux de ces organes qui sont soumis à l'influence de la volonté, en même temps qu'ils modi- fient ces contractions et qu'ils en déterminent la quantité. Ils ac- célèrent et modifient les phénomènes de la respiration, de l'hé- matose et de la circulation ; ils conduisent le sang, selon le besoin, dans un organe quelconque, et ils y augmentent ou y diminuent sa quantité ; ils activent non-seulement la nutrition en général, mais encore ils déterminent ce phénomène dans certains groupes de muscles, ou même dans un seul ; enfin, ils accroissent l'action des nerfs moteurs et celle des centres régulateurs du mouvement dans les organes de la vie animale, ainsi que dans la vie organique, et par ce moyen ils modifient le mouvement vital dans quelque partie du corps que ce puisse être.

« Quant aux mouvements passifs, on a observé qu'en général ils agissent snr l'appareil nerveux sensitif d'une manière *directe*, et par la même voie, en quelques circonstances, par le *principe réflexe* qui transmet cette action aux organes internes, où il détermine des mouvements vitaux, inhérents à l'action physiologique de ses organes (1). Le docteur Branting a aussi observé que l'effet général et caractéristique des mouvements passifs est d'augmenter l'absorption veineuse dans l'organe même qui a été soumise à l'influence de ces mouvements.

« De même donc que les mouvements actifs augmentent et déterminent le courant centrifuge du sang et celui du fluide nerveux, de même aussi les mouvements passifs agissent sur l'activité du courant centripète de ces fluides. Les premiers déterminent l'accroissement du renouvellement moléculaire ou les métamorphoses progressives ; les seconds, au contraire, le décroissement du renouvellement moléculaire, ou les métamorphoses rétrogrades, dans les phénomènes de la nutrition ; et c'est pourquoi ces sortes d'influences doivent être considérées comme un des moyens les plus importants qu'on ait encore appliqués au rétablissement ou à la conservation hygiénique de l'organisme vivant (2). »

De cette double influence, combinée dans l'exercice habituel du marin, résultait un mouvement à la fois actif et passif, ou *mixte* (3), qui produisait dans tous les tissus une compression et

---

(1) M. le docteur Lallemand, de l'Institut, n'admet point de principe réflexe : « On a eu tort, dit ce savant professeur, d'appeler *action réflexe* la transformation des phénomènes sensitifs en phénomènes moteurs ; car les contractions musculaires sont, dans ce cas, provoquées *directement* par les impressions reçues. Ce sont les nerfs de la sensibilité qui agissent *immédiatement*, à travers la moelle, sur les nerfs du mouvement. » (*Education physique*, p. 183.)

(2) *Kinésithérapie*.

(3) Les effets différents de ces trois espèces de mouvements *actifs*, *passifs* et *mixtes* avaient été parfaitement appréciés par les médecins-gymnastes de la Grèce. Platon en fait mention dans son *Timée sur la nature* et dans les *lois*, VII. Aristote et Galien en parlent aussi. (Voir Mercuriali, III, 10.)

une dilatation régulières, dont la continuité et l'énergie étaient en rapport avec celles du mouvement ; une action et une réaction proportionnelles dans toute l'économie, phénomènes plus spécialement favorisés par la contraction des fibres musculaires, et surtout des muscles inspirateurs et expirateurs de la poitrine.

De là, respiration plus active et plus régulière ; — électrisation plus complète des globules du sang et de ceux des autres fluides ; — vivification plus grande de l'action physiologique , d'où : hématose, circulation, innervation, nutrition et assimilation plus parfaites ; — ampliation progressive de la cavité thoracique ; — élimination ou résorption des résidus inassimilables et des matières morbifiques qui engorgent le réseau capillaire et le cellulaire des poumons, des autres viscères, des muqueuses, de toutes les membranes et surtout de la membrane cutanée , dont les fonctions si importantes sont toujours troublées ou altérées chez les phthisiques.

Ainsi, le mécanisme vivant, en recouvrant progressivement sa liberté et sa vigueur, réparait lui-même, avec une alimentation convenable, ses tissus désorganisés, s'équilibraient enfin dans toutes ses fonctions et se guérissaient par la virtualité même de ses propres lois.

On ne peut nier que l'*eau-de-vie* et l'*opium*, qui furent primitivement administrés pour aider le malade à mourir, produisirent un effet tout autre que celui qu'attendait le médecin, un effet utile. La plus faible réaction peut être la fin des progrès de la maladie et le commencement de la guérison. Mais il faut que cette réaction soit persistante, qu'elle se multiplie, que les forces vitales se développent progressivement et s'harmonisent.

On pourrait aussi tenir compte des influences diverses produites par l'action des atômes dégagés du goudron de la barque, des particules salines et ammoniacales que l'air de la mer tient en suspension. L'administration de ces substances a quelquefois opéré de bons effets, non comme principes ou bases du traitement, mais comme auxiliaires et accessoires.

Le principe et la base de ce traitement naturel étaient dans le mouvement des rames. Certes, l'alimentation fut indispensable ; c'est elle qui fournit les matériaux de la réparation. Mais l'acte mystérieux de la nutrition et de l'assimilation, qui se produit dans le tissu cellulaire, le développement harmonieux des forces, ne put s'accomplir que sous l'influence du mouvement mécanique régulier et énergique des fibres musculaires, que le Créateur a si admirablement distribuées dans tous les organes pour en vivifier l'action physiologique et favoriser toutes les fonctions physiques, chimiques et intellectuelles.

Telle me paraît être la méthode naturelle à laquelle le marin de Pensylvanie dut accidentellement sa guérison.

IV.

Je reviens aux autres preuves que vous avez données de la guérison de la phthisie pulmonaire.

—Vous rappelez encore deux cas à peu près semblables à celui de notre marin, qui ont cédé à un voyage maritime à l'île de Wight et à l'île de Guernsey.

— Vous citez une jeune fille phthisique qui fut guérie par un certain traitement médicinal combiné avec l'exercice sur une ânesse d'abord, et plus tard sur un cheval; — puis, un soldat renvoyé du service pour cause de phthisie, qui se rétablit en embrassant la profession de mégissier, profession qui soumet les muscles prectoraux à une activité régulière et énergique.

— Vous pensez, avec le docteur Ramadge, que la plupart des bons résultats obtenus de *toutes les inhalations médicales tant vantées*, sont dus à l'aide de l'inspiration et de l'expiration, c'est-à-dire à une *gymnastique* spécifique des poumons.

— Je crois avec vous que tout est loin d'être dit sur l'influence de l'atmosphère, même des atmosphères artificielles. Oui, « l'air comprimé de Pravaz, les différentes compositions d'air de Beddoes, de Sutton, de Barton, de Scudamore, de Hastings, l'air froid des Américains, les voyages sur mer de Gilchrist, l'air des étables, des marais, des vapeurs animales, des bords de la mer, sont dignes de l'attention du vrai médecin. » Mais je ferai observer qu'il y a là des influences diverses, médicales, alimentaires et gymnastiques.

— Vous dites aussi : « Portal rapporte deux cas de phthisie pulmonaire modifiés par un voyage à Paris, chez des malades venant du Midi. On dira qu'il y a beaucoup de phthisiques à Paris : cela est vrai ; car il en vient de tous les départements. Cependant il y en a moins qu'à Marseille, où le quart de la population succombe à la phthisie (1). » Je remarquerai donc que c'est moins le changement de climat, que le mouvement *passif* de la voiture et le mouvement *actif* de la marche, qui ont dû occasionner cette modification favorable.

— Du reste, vous terminez votre intéressant et curieux travail par un fait historique qui mérite la plus sérieuse attention :

« A la fin des grandes guerres, un régiment suisse, en garnison en Hollande, fut presque épidémiquement atteint de nostalgie. Cette nostalgie se changeait promptement en phthisie. Le vulgaire des médecins disait alors, comme aujourd'hui, que la phthisie était incurable, et qu'il n'y avait rien à faire. Les malheureux Suisses, abandonnés à eux-mêmes, allaient périr à l'hôpital. Le régiment était décimé. Le conseil s'assembla, et un médecin, plus philosophe que ses confrères, conseilla de renvoyer en Suisse tous les malades nostalgiques atteints de symptômes de phthisie : son conseil fut suivi.

« Chose admirable, et très-intelligible pour ceux qui comprennent le pouvoir de l'âme sur le corps ; tous les symptômes de cette phthisie nostalgique se modifiaient pendant le voyage, à chaque pas, et disparaissaient peu à peu, à tel point que presque tous les soldats, ceux-là même qui avaient été *déclarés phthisiques* à leur départ de la Hollande, arrivèrent guéris dans leurs chaumières ! »

Certes, le pouvoir de l'âme est immense. Mais dans tous les cas de phthisie, le moral est affecté, soit comme cause, soit comme effet, et je crois que la cause réelle de la phthisie qui sévit si généralement dans ce régiment suisse était ailleurs que dans la

(1) Il n'y en a guère moins qu'à Marseille, puisqu'à Paris, c'est aussi à peu près le quart des décès qui appartient à la phthisie. A Londres, il s'élève ordinairement au tiers.

nostalgie. En effet, il y a peu de pays où la phthisie soit plus commune que sous le climat humide de la Hollande, elle y est endémique, surtout dans les contrées où le terrain est au-dessous du niveau des rivières, et tout étranger qui y séjourne longtemps est fortement expo-é à ses atteintes (1). Il ne serait donc pas surprenant que, pendant la période latente, alors qu'il n'est pas toujours facile de reconnaître l'invasion réelle de la maladie, naquit, sous cette influence morbide, le besoin instinctif de changer de climat, de revoir le pays. Ainsi se déclarait la nostalgie avant les symptômes de la seconde période de la phthisie. — On conçoit donc comment une locomotion longue, régulière et assez énergique pour exciter les fonctions des poumons et celles de.la peau, comment le voyage de la Hollande en Suisse, a pu guérir à la fois la phthisie et la nostalgie. C'est une induction tirée des faits précédents.

Voilà un grand nombre de cas de phthisie bien déclarée, qui ont été guéris par des procédés semblables ou analogues à celui qui a rendu la santé au marin de Pensylvanie, et je pourrais citer une multitude d'autres guérisons de phthisie opérées de la même manière. Or, ces procédés se réduisent à des mouvements réguliers et plus ou moins énergiques d'une partie du système musculaire ou de ce système tout entier, et sont, par conséquent, du domaine de la gymnastique rationnelle.

La gymnastique rationnelle fut donc, dans tous ces cas, le principe actif de la guérison de la phthisie.

VI.

Au reste, docteur, bien que je sois persuadé que, lorsque le mécanisme humain est ramené par le mouvement gymnastique

(1) Non-seulement les phthisies, mais aussi les scrofules, les maladies des os et des articulations, les tumeurs blanches et les caries se développent très-fréquemment dans ce pays humide, chez les individus dont la vie est sédentaire ou dont l'activité physique n'est pas 'sez complète.

à son activité normale, à ses conditions d'équilibre et d'harmonie
dans lesquelles il fut créé primitivement, il se suffit à lui-même ;
cependant je ne nie point que quelques prescriptions médicinales
ne soient utiles dans certains cas. L'opération chirurgicale de la
ponction de la poitrine fut même quelque fois faite avec succès.

Vous condamnez avec raison l'emploi d'une foule de médicaments infructueux et dangereux, prescrits soit comme *essais*,
soit comme *spécifiques*, même par les médecins les plus renommés (1) ; mais vous avez constaté que dans certains cas de phthisie
on a guéri, selon la nature de l'ulcère pulmonaire, scrofuleuse,
scorbutique, dartreuse, syphilitique ou herpétique :

A l'aide de sédatifs et de calmants,

Avec un traitement mercuriel,

(1) M. Forget, professeur à la faculté de Strasbourg, se livre à des
recherches expérimentales sur la thérapeutique de la phthisie. Il a
fait l'essai de presque tous les médicaments préconisés ; voici les résultats qu'il en a publiés :

« Snr *six* sujets qui ont pris, pendant longtemps, *l'acétate de
p'omb*, *trois* ont succombé ; — sur *cinq* saturés de digitale, *quatre*
sont morts ; — de cinq qui ont pris le lichen d'Islande, *trois* sont
morts ; — *deux* seulement ont pris le sel de cuisine et sont morts ; *un*
a pris le protoïodure de fer et a succombé ; — de *quatre* qui ont pris
l'iodure de potassium, *trois* ont succombé ; sur *onze* qui ont large-
ment pris l'huile de foie de morue, *cinq* sont morts.

« Nous ne poursuivrons pas ce parallèle à l'égard du sel ammoniac
du carbonate de soude, du goudron, du monésia, du sulfate de qui-
nine, du calomel, des frictions mercurielles, du tartre stibié, seul ou
associé à l'opium, de l'eau de laurier-cerise, de la jusquiame, etc.
Partout nous n'avons rencontré que des résultats négatifs, en tant
que guérison réelle. Mais, parmi ces nombreux remèdes, il en est de
dangereux, il en est d'innocents, il en est de réellement utiles : parmi
ces derniers, nous signalons à part les anti-phlogistiques, l'opium, la
digitale, ces précieux calmants de la douleur et de la fièvre, et les sédatifs en général ; puis cette huile de foie de morue, dont on fait
tant de bruit aujourd'hui. Mais pour dire ma pensée, je considère
cette huile comme simplement adoucissante et agissant à la manière
des mucilagineux, car récemment on vient de proposer l'huile de pa-
vot noir, même l'huile d'olive, comme procurant autant de services
ue l'huile de foie de morue. »

Avec un traitement anti-dartreux,

Avec un traitement anti-scrofuleux,

Avec un traitement anti-scorbutique,

Et toujours sous l'influence d'une bonne alimentation, et de l'engraissement.

En définitive, vous considérez l'*engraissement, l'état adipeux*, comme le véritable antagonisme de la phthisie.

Cette idée, dont vous réclamez la priorité, vous fut suggérée par l'observation de plusieurs faits semblables ou analogues, tels que ceux-ci :

— L'innocuité de la phthisie est reconnue chez les bouchers, les tanneurs, les charcutiers et les fondeurs de graisses, dont l'embonpoint est favorisé par l'aspiration habituelle d'un air saturé de particules nutritives (1).

— « Dans les Antilles, on envoie tous les phthisiques à Orchila, à peu de distance du port de la Guayra. Là, les phthisiques se nourrissent d'une espèce particulière de tortue, et généralement tous ceux qui y vont en reviennent guéris; mais ils reviennent dans un état d'embonpoint tel, que leurs amis et leurs parents ne les reconnaissent plus au premier abord. »

J'admets ces faits comme vrais; mais vous remarquerez d'abord que le travail journalier du boucher, du tanneur, du charcutier et du fondeur de graisses, doit être pris en considération; car on a aussi constaté que les batteurs en grange, les charrons, les charpentiers et beaucoup d'autres ouvriers, sont très-rarement atteints de phthisie. — Quant aux phthisiques des Antilles, leur voyage maritime est certainement le commencement d'une réaction favorable à leur guérison.

Donc, dans l'un et dans l'autre cas, on ne peut méconnaître l'influence du mouvement régulier ou gymnastique.

(1) Si les bouchers ne sont point sujets à la phthisie, ils sont généralement prédisposés aux congestions sanguines, aux apoplexies pulmonaires, aux apoplexies cérébrales et à toutes les maladies aiguës; c'est que leur alimentation occasionnelle est excessive. Pour en contrebalancer les funestes effets, il faudrait qu'ils se livrassent à un travail ou à des exercices musculaires plus énergiques et plus continus.

VII.

En effet, comment engraisser un malade qui a perdu l'appétit, et dont l'estomac partage nécessairement l'état fiévreux, la débilité générale de l'organisme et le pénible travail de la lente décomposition des tissus? — Il y a là, comme vous le dites, une étude neuve, difficile, et toute une science à créer. — Vous dites bien que l'alimentation du phthisique doit répondre à trois ordres de phénomènes : à la nutrition ou à l'entretien des organes, à leur réparation ou à leur croissance, et, enfin, à la respiration. — Déjà vous signalez que la graisse est placée, par la science moderne, en tête des agents de la respiration, en d'autres termes, des aliments de la respiration. Mais quelles seront les substances à employer dans toute nature et dans tout état de phthisie? Vous n'en nommez que deux, l'huile de foie de morue et le lichen carraghen, que vous considérez comme les deux premières substances alimentaires pour commencer l'engraissement. Il y a de là bien loin encore à l'engraissement effectif. Aussi nous attendons avec une légitime impatience le mémoire que vous avez promis sur les *médicaments-aliments les plus propres à l'engraissement des phthisiques.*

Quoi qu'il en soit, vous reconnaissez, docteur, que, pour favoriser l'engraissement des phthisiques, il faut produire, CHEZ TOUS, *la régularisation de la respiration, la dilatation des bronches, l'expansion des poumons et de la poitrine,* et qu'il en est de la phthisie, comme des ulcères, que *la compression* est utile A PRESQUE TOUS.

Qu'est-ce à dire?

Ne sont-ce point là des effets spéciaux de la gymnastique que vous recommandez avec tant de zèle et de conviction dans l'ouvrage que vous avez publié à Londres sur l'*Education physique,* et dans lequel vous avez consacré un chapitre à la *constitution phthisique* et à l'*éducation des poumons?*

Ainsi, selon vous-même, docteur, l'art de la gymnastique ne serait pas seulement la base essentielle de l'éducation physique et du traitement des prédispositions à la phthisie, elle serait aussi la base essentielle du traitement de la phthisie déclarée.

Il est vrai que vous n'avez pas formulé cette doctrine d'une manière expresse et précise; mais elle est implicitement contenue dans les passages que je viens de citer, et dans votre lettre à **M.** le professeur Mayor de Lausanne.

Vous y dites :

« Réglez la respiration, préparez les bronches et les poumons, dilatez *avec mesure* cet organe éminemment élastique, vous préparerez la voie pour que la nature puisse expulser les matières morbifiques. Soutenez le malade débilité par la lutte, et fournissez-lui les aliments de la respiration et les éléments réparateurs de l'ulcère du poumon, tout en éloignant les complications accidentelles. — Tels sont les grands principes de la méthode que je préconise, méthode à l'aide de laquelle on guérit des phthisiques comme la nature en a guéri souvent. »

Cette doctrine, si vrai en principe, si féconde en résultats heureux, je la professe avec conviction. Mais j'ai cru nécessaire de l'exposer d'une manière plus complète. Vous n'y aviez pas rapporté un seul des cas de phthisie dont vous avez constaté la guérison; en vous lisant, je me suis surpris faisant ce facile travail, dont vous me fournissez tous les éléments.

En résumé.

Le mouvement gymnastique était dans l'antiquité la base du traitement de la phthisie; telle est aussi la base de la méthode que j'emploie avec succès dans ce traitement, et que j'ai eu le bonheur de rencontrer implicitement dans votre ouvrage sur la curabilité de cette maladie.

Exercer gymnastiquement et nourrir, voilà la méthode dans toute sa simplicité.

Sans exclure l'emploi de quelques médicaments utiles dans les différentes diathèses (1), cette méthode est applicable à toutes les

---

(1) Que l'on prenne garde, surtout, de déranger par des médicaments les fonctions digestives.

Il a été observé à l'Institut de Stockholm qu'avec un traitement

variétés de phthisie (1), parce qu'au lieu d'user les forces du malade qui se débilite de plus en plus, elle les utilise et les développe progressivement. Elle seconde ainsi l'organisme dans la lutte qu'il soutient contre le mal et dans la réparation des tissus ulcérés et des pertes qu'il subit.

Mais, comme l'élément alimentaire (2), l'élément gymnastique n'est pas toujours d'une application facile. Cette application exige des connaissances très-étendues, du tact et de l'expérience, et ne peut être faite avec succès que par de vrais gymnastes. Il faut savoir apprécier les causes et la nature de la maladie, ainsi que l'état du malade, il faut y approprier opportunément des mouvements spéciaux et des mouvements généraux, provoquer ou non des transpirations méthodiques, administrer à propos la friction, le massage, favoriser les réactions cutanées... —Malheureusement, le gymnaste moderne, qui devrait être le plus intelligent serviteur de la nature, n'est plus guère qu'un aveugle instrument du hasard, un maître de tours de force et d'adresse, violant ou non, à son insu, les lois qui règlent l'organisme humain. Il y a bien quelques exceptions; mais, en général, je voudrais, dans l'intérêt de l'éducation physique et de la médecine gymnastique, que tout gymnaste, avant d'exercer, fût soumis aux mêmes études et aux

gymnastique, il est nécessaire de n'employer les préparations pharmaceutiques qu'à des doses modérées, destinées seulement à amener des réactions d'après la méthode d'Hahnemann. Par exemple : « La difficulté de guérir la constipation par la gymnastique, chez les personnes qui ont fait un usage habituel des médicaments sulfureux, a été constatée par plusieurs observations. Au contraire, les constipations, même invétérées, contre lesquelles on n'avait pas employé ce médicament, ont été traitées avec le plus grand succès par la gymnastique médicale. » (*Kinésithérapie.* 103.)

(1) A la période latente et à celle de ramollissement, elle est généralement infaillible; mais à la période de désorganisation des tissus, on n'obtient que de rares succès.

(2) Dans la phthisie comme dans les scrofules, le rachitisme, la chlorose, l'élément globulaire du sang diminue, et l'économie perd un de ses principes excitateurs. Il importe donc essentiellement de faire prédominer la fibrine et les globules sanguins sur l'eau, la lymphe et l'albumine qui s'y trouvent en excès.

mêmes examens que le médecin. De profondes connaissances en physique, en mécanique et en chimie, en anatomie, en physiologie et en pathologie, sont indispensables au gymnaste, vraiment digne de ce nom.

Telles sont, docteur, les observations que m'a suggérées votre intéressant ouvrage sur la *Curabilité de la phthisie*. En présence des ravages de cette affreuse maladie, j'ai pensé que ce m'était un devoir de produire dans tout son jour, la belle doctrine que vous avez émise, et afin qu'il ne reste pas le moindre doute sur son efficacité entre des mains savantes et expérimentées, j'aurai incessamment l'honneur, en attendant la publication du grand ouvrage que vous élaborez sur le *traitement et la guérison de la phthisie pulmonaire*, de vous adresser une seconde lettre, dans laquelle je rapporterai l'opinion d'autres médecins sur l'emploi du mouvement gymnastique contre la phthisie et les autres maladies de poitrine. Je montrerai son efficacité pour corriger les constitutions lymphatiques et scrofuleuses, et pour réduire certaines maladies chroniques, souvent rebelles à tout autre traitement, telles que gastrites, gastralgies, migraines, hypertrophie du cœur, du foie, de la rate, chlorose, urétrites, etc. Je dirai en même temps les exercices spéciaux et les exercices généraux qui conviennent dans ces différents cas pathologiques.

VIII.

Maintenant, docteur, pour achever de satisfaire au désir que vous m'avez exprimé, je terminerai ma lettre par quelques considérations générales sur la gymnastique rationnelle et sur son application à l'hygiène des familles.

Et d'abord, si le mouvement gymnastique, en tant que moyen *thérapeutique*, exerce une action si puissante sur l'économie, à plus forte raison est-il, comme moyen *hygiénique*, le régulateur naturel de tous les actes de la vie organique, la source la plus féconde de la santé.

Pour dire ici toute ma pensée, je considère l'introduction des exercices réguliers et méthodiques dans les habitudes de la famille,

comme une chose du plus haut intérêt humanitaire, non seulement au point de vue matériel, mais encore au point de vue intellectuel et moral.

Et pourquoi?

Parce qu'au fond de cette question, on rencontre le dogme
chrétien dans son principe vivifiant.

Il faut bien que j'en dise d'abord quelques mots.

« La vie des muscles, dit l'Écriture, est la santé de l'âme; la
détérioration du corps est l'envie et l'égoïsme (1). »

En d'autres termes :

La beauté de l'homme est dans la perfection de ses organes et
dans l'harmonieuse activité de ses deux natures.

Cependant on a prétendu que l'idée chrétienne fait un mérite
de la dégradation de la chair; que le corps est une chose trop
vile pour s'en occuper : c'est à la fois une absurdité et un blas-
phème.

Toute chair est bonne en son genre, et Dieu a béni toute chair.
— Nul n'est mauvais par nature, mais par vice. — C'est la corruption du corps, et non sa substance, qui nous accable, et com-
prime l'essor de l'action, de la pensée et de l'amour.

Or, cette corruption corporelle qui appesantit l'âme, n'est point
la cause de nos infractions aux lois naturelles et divines, n'est
point la cause du péché, mais son châtiment, sa peine; ce n'est
point la chair corruptible qui a rendu l'âme pécheresse; mais
l'âme pécheresse qui a rendu la chair corruptible.

Si le corps humain est détérioré, si ses membres sont faibles
et maladifs, ce n'est point sa faute : il obéit, passif, à la volonté
de l'âme, qui les fait servir, à son gré, d'armes de justice ou
d'iniquité, même au prix de la dissolution du corps.

Notre corps est donc l'innocent complice et la victime des vices
de notre âme, et nos vices n'exigent nullement que l'on élève
contre la nature de la chair une accusation injurieuse au Créa-
teur.

Voilà ce que dit l'Écriture.

Nulle part on n'y rencontre un seul mot contre la nature de la

____

(1) *Prov.*, XIV, 30.

chair, en tant que conservée dans ses propriétés originelles. — Dieu a créé afin que tout soit; il n'a point fait les maladies et les infirmités, qui sont des négations de la vie. Les maladies et les infirmités sont nées de nos volontaires infractions aux lois naturelles et divines.

L'homme fut créé pour dominer, cultiver et administrer son globe, pour achever sur la matière l'œuvre de la création. Il fut, par conséquent, revêtu de puissance, de parole et d'amour, de toutes les forces nécessaires à l'accomplissement de son mandat (1).

Le travail physique et le travail intellectuel furent donc le principe et le but de la vie. « L'homme, dit Job, est né pour travailler, comme l'oiseau pour voler (2). » De là, de cette source légitime et sacrée, découlent le devoir et la moralité.

La vie fut donc primitivement un ensemble de mouvements variés, en parfaite harmonie avec les lois de l'organisme et avec la destinée de l'homme.

Tant que l'homme resta fidèle à son mandat, les fruits du travail étaient paix, union, bonheur; les maladies et les infirmités ne pouvaient l'atteindre, et comme il avait vécu dans le Seigneur, il s'endormait en lui.

Mais dès que l'homme se fut séparé de Dieu, le principe de toute harmonie lui manqua, son intelligence s'obscurcit; le travail, cessant d'être en rapport avec les lois organiques, en devint le plus actif et le plus mystérieux perturbateur; les difformités et les maladies survinrent, et la terre, en échange de nos sueurs, ne donna plus que des fruits amers, des ronces et des épines.

Quoi qu'on fasse, il en sera toujours ainsi, jusqu'à ce que l'homme retourne à ses conditions organiques primitives.

Or, la conséquence immédiate de cette perturbation dans l'harmonieuse activité de l'homme fut une altération progressive de la chair jusque dans ses tissus les plus déliés; et comme

(1) *Gen.* I, 24, 27 et 28; II, 15; *Eccles.*, XVII, 2; Pierre, II, 4; Paul, Ier *Cor*, III, 2.
(2) V, 7.

au temps où Jésus parut, il n'y avait déjà plus rien de vraiment bon en elle (1), il est évident que ce ne fut point pour l'altérer, la dégrader, la corrompre encore, que la parole divine, qui est la vie même, « cette vie, dit saint Paul, qui entre jusque dans les tissus, dans les jointures et dans la moelle (2), » s'est incarnée en elle; mais pour la mortifier, la transformer, la soustraire à l'empire de la volonté mauvaise, en un mot pour la régénérer dans sa force, sa beauté, sa dignité naturelles.

C'est dans cet esprit que le Sauveur a dit :

« Il faut mettre le vin nouveau dans des vases neufs, afin qu'il se conserve.

« Personne ne peut entrer dans la société nouvelle, s'il ne naît de nouveau, si le vieil homme ne meurt pour renaître comme un petit enfant.

« Quiconque entend ces paroles et ne les pratique point, est semblable à un insensé qui bâtit sa maison sur le sable (3). »

A ces simples préceptes Jésus joignait l'exemple.

Il allait de tous côtés dans les villes et dans les villages, *guérissant* toutes les langueurs, les maladies et les difformités du corps, *évangélisant* et *constituant* la société nouvelle d'hommes libres, égaux et frères en lui.

---

(1) *Rom.* VII, 13 et 18. — La physiologie nous montre, en effet, que s'il survient quelque dérangement dans l'union et l'harmonie des phénomènes chimiques, mécaniques ou intellectuels du corps humain, il en résulte toujours des anomalies dans les phénomènes vitaux, c'est-à-dire des maladies. Ainsi la déchéance de la nature humaine, son état pathologique implique une altération des molécules organiques dont se composent les différents tissus, les solides et les fluides de notre corps.

(2) *Hebr.*, IV, 12.

(3) Que l'on ne croie point que le dogme chrétien ne concerne que l'*âme* ; il embrasse l'homme tout entier. Pour ne citer ici qu'une autorité, nous produirons celle du P. de Ligny. Ce savant jésuite, dans l'*Histoire de la vie de Notre-Seigneur*, 2ᵉ p., c. 49, commentant ce passage de saint Luc : *Le fils de l'Homme n'est point venu pour perdre les âmes, mais pour les sauver*, dit expressément que ce mot *âme* s'entend de la vie corporelle comme de la vie spirituelle.

Or, il a toujours commencé la guérison des âmes par celle des corps quand ils étaient malades. Par exemple, il ouvrit les yeux du corps de l'aveugle-né, avant que d'ouvrir ceux de son âme.

A ses apôtres il transmit le même commandement, le même pouvoir de *guérir* d'abord, d'*enseigner* et de *constituer* ensuite.

Dans la pensée de Jésus, les maladies et les infirmités humaines étaient tellement la conséquence de la transgression de la loi de vie et de solidarité, le péché était tellement la cause ou l'aiguillon de la maladie et de la mort, qu'il ne sépara jamais la rémission des péchés de la guérison des corps : « Allez, dit-il à un homme malade depuis trente-huit ans : vous êtes guéri ; ne péchez plus à l'avenir, de crainte qu'il ne vous arrive quelque chose de *pire.* » C'est qu'en effet, remettre les péchés, sans guérir les corps, c'eût été laisser subsister dans l'homme un germe de corruption, une parcelle du levain qui aigrit toute la pâte.

Il ne suffit donc pas d'évangéliser l'âme, il faut aussi, et avant tout, guérir le corps, pour que le péché soit remis, et que l'homme soit ramené à l'harmonie, à la vérité, et replacé dans les voies de sa véritable destinée.

Car le corps dégénéré et maladif, est pour l'âme comme un vêtement souillé (1) qui l'accable, et rend la loi de Jésus faible et impuissante (2).

Aussi, la médecine fut toujours attachée au sacerdoce comme une nécessité absolue. Les canons de l'Église le confirment, et déclarent que cette union est intime et indissoluble, comme le corps et l'âme qu'ils ont mission de guérir : *sacerdotes dicuntur medici* (3).

En résumé :

(1) Jude, 23.
(2) *Rom.*, VIII, 3.
(3) Chap. *Omnis* et *cum infirmitas* :—On sait que d'après les statuts de la Faculté de Paris, tout docteur en médecine, étant considéré comme prêtre, ne pouvait se marier. Cette liberté ne fut accordée aux médecins qu'en 1480, par dispense particulière du cardinal d'Estouteville.

Bien loin que l'idée chrétienne fasse un mérite de la dégradation de la chair, elle fait, au contraire, de la beauté physique, qu'elle célèbre en Jésus et en Marie, un de ses dogmes fondamentaux.

C'est que la beauté physique, unie à la beauté intellectuelle et à la beauté morale, forment, comme puissance, intelligence et charité, les caractères mêmes de la substance de la Trinité, et sont la source de toute unité, de toute harmonie, de toute perfection.

Or, tel fut, sous l'empreinte morale de toutes les douleurs, Jésus, le type le plus parfait de la beauté de l'âme et de celle du corps, unies entre elles dans leur plus parfaite harmonie.

Ce pontife des biens futurs, quels hommes choisit-il pour ses apôtres ? Des hommes efféminés ou affaiblis par l'étude et la méditation ? Non, c'étaient des hommes simples et laborieux, au corps sain et robuste, capables de résister aux rudes fatigues de l'apostolat, et les prêtres, leurs successeurs, devaient être irréprochables dans leur corps comme dans leurs mœurs.

Tel est le fond de la doctrine : Que la vie de Jésus se manifeste aussi bien dans notre corps que dans notre âme ; — Que nos corps soient des vases d'honneur ; — Que nous purifiions, non-seulement ce qui souille l'esprit, mais aussi ce qui souille le corps, afin que nous puissions à la fois et également connaître, aimer et servir Dieu, enseigner et pratiquer ; en un mot, accomplir l'œuvre de notre sanctification ; — Que nous portions tous enfin sur la terre l'image de Jésus, l'image de la beauté corporelle, de la beauté intellectuelle et de la beauté morale, harmonisées dans une parfaite unité.

Jésus le veut, — parce qu'il sait que le corps dégénéré est pour l'âme comme un vêtement souillé qui l'accable, et rend la loi nouvelle faible et impuissante.

Il le veut, — afin que sa loi d'amour et de charité règne enfin sur la terre comme dans le ciel.

Or, c'est dans cet esprit que les apôtres recommandent la mortification de la chair, et nous montrent l'exemple de la tempérance des athlètes, l'exemple du travail des mains et des exercices du corps accomplis sous la direction de la pieuse volonté de l'âme.

Parmi les pères de l'Église, saint Augustin glorifie magnifique-ment la forme humaine dans la splendeur et la gloire du Créa-teur.

Il dit encore :

« Toute la beauté du corps réside dans la proportionnalité des organes, que relève un certain charme de couleur.

« L'harmonie des forces conserve la juste proportion de tous les membres.

« L'habitude du corps et ses mouvements, quand ils sont har-monieux et justes, ne comptent-ils pas aussi parmi les biens de la nature ?

« Mais qu'arrive-t-il lorsque quelque revers de santé afflige les membres ?

« Avec la débilité des membres, que devient l'intégralité de l'homme ? Que deviennent et la majesté et la grâce de ses mou-vements,... et les premiers biens naturels à l'âme, et d'abord les deux plus éminents par rapport à la compréhension et à la perception de la vérité, le sens et l'entendement (1), » — et l'indépendance de la pensée, et la liberté de la conscience ?

Tels sont les enseignements de l'Église.

Les enseignements puisés aux sources de la philosophie et de la physiologie, loin de les détruire, viennent pleinement les con-firmer.

En effet, la faiblesse, l'appauvrissement, la dégénération phy-sique de l'espèce humaine est aujourd'hui chose constatée et pro-gressive.

Dans cet état pathologique général, le bien-être et le bonheur de l'individu, de la famille, de la société, sont-ils possibles ?

Je ne le pense pas.

Tout malade, quelque peu malade qu'il soit, est nécessaire-ment égoïste, et l'égoïsme, ce n'est ni la liberté ni la fraternité issue de la charité ; c'est l'antagonisme, la haine et l'esclavage.

L'état social actuel ne serait-il donc, en haut, au milieu et en bas, que ce qu'il peut être comme conséquence légitime de la dé-générescence physique de l'espèce ?

(1) *Cité de Dieu.*

Eh quoi ! on prétend harmoniser l'homme en société, et l'on ne songe pas à commencer par l'améliorer et l'harmoniser en son propre corps !

On oublie donc que l'histoire de l'humanité a sa base dans la moralité des peuples, comme la moralité des peuples a la sienne dans leur constitution physique.

Avec la vigueur de la constitution, moralité, peuples, humanité, tout se soutient, progresse et prospère ; mais tout s'ébranle, rétrograde et et s'affaisse quand la constitution faiblit.

Cherchez ailleurs la solution de l'éternelle question sociale qui agite l'espèce humaine disséminée dans les deux vastes bassins océaniques qui embrassent toute la surface du globe, vous ne la trouverez pas.

Point de santé, point d'amour, point d'union, point d'ordre parfait, si l'harmonie ne règne sur la terre. Point d'harmonie sur la terre, si l'harmonie n'est d'abord réalisée dans l'organisme humain.

Tout se tient et se lie à l'organisme. « La somme des maux qui pèsent sur l'humanité, dit un savant observateur, est toujours en rapport avec la force ou la débilité du corps. » Et ce qui prouve que la pauvreté n'est pour rien dans cette formule, c'est qu'il est constant que le pauvre est bien moins que le riche accablé de maladies et d'infirmités. Aussi longtemps que le corps humain ne sera point ramené à sa constitution primitive, la servitude sera nécessité, la liberté chimère, le bonheur vanité, et toutes les conquêtes de l'intelligence se tourneront en convulsions politiques, en misères et en douleurs publiques et privées.

Et pourtant l'œuvre de réintégration physiologique est possible. Nous le prouvons chaque jour par les améliorations que la culture imprime à l'espèce et à ses variétés dans les plantes et dans les animaux ; mais loin de faire quelque chose de réellement utile à l'amélioration de notre espèce, nous restons dans l'incurie la plus complète sur notre éducation physique ; et toute notre vie n'est qu'une suite d'infractions aux lois harmoniques qui règlent notre organisme.

Il n'y a pas un métier, pas une occupation manuelle ou intellectuelle, qui ne soit la source de quelque désordre organique, de quelque maladie ou infirmité. Pourquoi ? Nous l'avons déjà dit : ce sont toujours les mêmes muscles, les mêmes parties du corps qui sont constamment mises en action.

Le *mouvement*, la *contraction de la fibre musculaire* est bien réellement le principe régulateur de la vie organique, mais c'est à la condition qu'il soit réparti proportionnellement dans toutes les parties du corps, avec une énergie, une continuité et une progression convenables.

Or, c'est ce mouvement physiologique qui est l'élément fondamental de la gymnastique ; et ce ne peut être que par l'application universelle de cet art que l'espèce humaine peut désormais progresser vers son perfectionnement physique et moral, et accélérer son mouvement ascensionnel vers la vérité.

Il n'y a qu'une ressource, dit le docteur Lallemand, de l'Institut, pour combattre, pour prévenir la dégénération progressive de l'espèce humaine. *Ce sont des exercices réguliers, énergiques, progressifs, proportionnels aux forces de chaque individu : c'est une gymnastique rationnelle, faite dans l'unité de l'organisme et dans le rapport des besoins de notre époque* (1).

En effet, l'art de la gymnastique, appliqué d'une manière rationnelle, est le plus puissant modificateur de l'organisme humain, parce qu'il multiplie et féconde les sources naturelles de la vie. Il développe le corps dans des proportions harmonieuses ; il contrebalance les funestes effets des occupations journalières continues, soit manuelles, soit intellectuelles. En un mot, il engendre et maintient un constant équilibre entre toutes les forces et entre toutes les fonctions de l'économie, et conserve, par conséquent, à tout âge, beauté, santé, vigueur (2).

« Etrange contradiction ! dit encore le docteur Lallemand, de toutes les institutions de l'antiquité, la plus importante, la seule

---

(1) *Education publique*, page 168 et passim.

(2) Voir l'ouvrage que j'ai publié en 1848, chez Paul Dupont, sur la *Régénération physique de l'espèce humaine par la gymnastique rationnelle*.

peut-être qui nous soit applicable, est précisément celle dont nous éloignons le plus une jeunesse que nous saturons de ses écrits. »

On connaît l'opinion de Jean-Jacques :

« Voulez-vous, dit-il, cultiver l'intelligence de votre élève, cultivez les forces qu'elle doit gouverner. Exercez continuellement son corps, rendez-le robuste et sain pour le rendre sage et raisonnable.

« C'est une erreur bien pitoyable d'imaginer que l'exercice du corps nuise aux opérations de l'esprit ; comme si ces deux actions ne devaient pas marcher de concert, et que l'une ne dût pas diriger l'autre. » (*Emile.*)

« L'homme qui ne vit que dans les livres, et qui, pour mieux nourrir son esprit, ne fait pas d'autre mouvement que celui de tourner un feuillet, est un homme qui se tue, pour ne pas apprendre grand'chose. Que peut l'esprit, quand le corps est faible ? La pensée, quelle qu'en soit l'essence, n'émane-t-elle pas de l'élaboration du cerveau ? » (*Histoire de la Santé*, etc.)

Le docteur Fourcault résume en ces termes les avantages hygiéniques et physiologiques de la gymnastique :

« La gymnastique entretient la santé et rend la constitution plus vigoureuse ;

« Elle donne aux muscles plus de force, aux membres plus de souplesse, aux organes plus de développement, aux molécules osseuses plus de cohérence, à l'appareil sanguin plus d'énergie, à l'homme plus de courage, plus d'aptitude et d'habileté pour les professions mécaniques ;

« Elle corrige une foule de vices de conformation, accroît la finesse des sens, rétablit les fonctions de la peau et l'équilibre indispensable aux différentes parties du corps ;

« Elle peut être mise en usage avec le plus grand succès pour combattre l'invasion des maladies héréditaires, constitutionnelles ou accidentelles, notamment les scrofules, le rachitisme, les autres affections du système osseux et la phthisie tuberculeuse. »

Ailleurs, ce savant observateur dit encore :

« L'influence de la gymnastique, est telle, que les enfants les plus moroses deviennent rapidement expansifs et gais. La face des lymphatiques s'anime, elle perd sa couleur pâle et blafarde; l'embonpoint factice ou morbide disparaît ; la peau se colore d'un sang plus pur ; l'exercice modéré cesse d'exciter la sueur. L'homme moral et l'homme physique subissent une transformation simultanée.

« L'usage régulier de la gymnastique ne peut manquer de produire un changement profond et durable dans l'économie, d'introduire un nouvel ordre dans toutes les fonctions. La digestion, la circulation, les sécrétions, et plus particulièrement l s fonctions cutanées, subissent une excitation salutaire; les humeurs vicieuses sont éliminées et remplacées par des sucs mieux élaborés, surtout lorsqu'à l'influence du mouvement spontané se joignent une alimentation fortifiante et l'habitation de lieux salubres. (1) »

L'ouvrage du docteur Lallemand est rempli de préceptes semblables ; en voici quelques-uns :

« On se tromperait fort si l'on pensait que ces exercices méthodiques sont moins indiqués pour le sexe le plus faible. Je pense tout le contraire. Il est vrai que les occupations des femmes exigent plus d'adresse que de force; mais elles n'ont pas moins besoin de santé que nous, et les fonctions maternelles demandent une bonne constitution, une conformation régulière. Enfin, c'est précisément parce que la vie des jeunes filles est très-sédentaire, parce qu'elles ne peuvent se livrer à des jeux actifs et bruyants, à des mouvements énergiques et variés, dont les garçons ne sauraient être privés; c'est parce qu'elles ont moins de liberté, moins de lassitude dans leurs exercices spontanés, qu'il est plus nécessaire de leur en donner de réguliers et bien ordonnés, de les continuer avec persévérance d'une manière lente et progressive, suivant leurs forces.

« Le moyen le plus efficace de s'opposer aux déviations de la taille, ou d'en opérer le redressement, est de rétablir, par des

(1) *Causes gén. des mal. chron* , pages 352, 354.

exercices spéciaux, l'équilibre entre les fonctions des deux moitiés du corps.

« Le moyen le plus efficace de combattre les désordres produits par une sensibilité exaltée, c'est le développement progressif du système musculaire à l'aide d'exercices variés, de plus en plus énergiques et prolongés ; voilà le véritable remède aux maux de nerfs, aux vapeurs et à toutes les affections spasmodiques, qui sont la suite d'une vie inactive.

« Si la gymnastique peut corriger les déviations ; si *elle peut rétablir des constitutions profondément altérées*, n'aurait-elle pas bien plus de puissance encore pour prévenir de pareils désordres avant qu'ils aient eu le temps de se manifester ? »

Or, c'est précisément parce que le mouvement gymnastique rétablit et maintient l'équilibre dans l'ensemble de l'organisme, qu'il a pouvoir de fortifier les constitutions faibles, de régénérer celles qui sont altérées, de faciliter le laborieux travail du développement de la puberté, de prévenir ou de détruire un vice affreux, insaisissable, et ces malaises variés, inexprimables, ces continuels ou périodiques symptômes d'incubation de quelques maladies redoutables, de guérir la plupart des maladies chroniques, et même de neutraliser les causes des maladies endémiques et épidémiques. Ce dernier fait a été constaté dans l'antiquité, et, de nos jours, aux colonies françaises par M. le général de Fitte , inspecteur-général de l'infanterie de marine; moi-même j'ai remarqué que parmi le grand nombre de personnes qui ont pris, en famille, l'habitude régulière des exercices que je leur ai enseignés, il n'en est pas une seule qui ait été atteinte du choléra asiatique.

Il serait donc important que chaque famille prît l'habitude de faire tous les jours ses exercices méthodiques, avant ou après les occupations ordinaires. Une demi-heure suffit à chaque séance.

Ainsi, *par la famille, s'arrêterait la dégénérescence de l'espèce humaine, et commencerait son amélioration progressive.*

Comme toutes les œuvres de la nature, cette œuvre de réparation serait lente, mais sûre et durable. Avant cinquante ans, les générations françaises, affranchies de tous les levains de maladies et d'infirmités qui les affaiblissent, les dégradent et les déciment, seraient ramenées, *refaites* dans de justes proportions et douées des propriétés intégrales de la nature humaine.

Que cette œuvre se réalise par toute la terre, et les vieilles entrailles du monde seront purifiées, et l'homme nouveau, l'homme de l'avenir, accomplira enfin dans une harmonieuse et pacifique activité son céleste mandat sur la terre.

Cette pensée ne m'appartient pas : comme elle fut celle de tous les législateurs, les philosophes et les médecins anciens, elle est aussi celle de tous les physiologistes et les praticiens modernes ; car c'est comme une voix de la nature humaine, comme un écho divin vibrant perpétuellement à travers le temps, l'espace et la forme.

Et pour la réaliser, cette pensée, que faut-il ?

De la volonté.

Quelques personnes objectent que leurs préoccupations personnelles, domestiques, politiques, sociales, scientifiques, artistiques, industrielles, commerciales, que toutes les obligations que leur imposent leurs affaires, leurs distractions et leurs plaisirs, ne leur laissent pas un instant pour s'occuper d'exercices méthodiques. Je comprendrais l'objection s'il s'agissait de dépenser plusieurs heures par jour à fréquenter un gymnase public. Mais pour faire chez soi ses exercices en famille, on trouvera toujours une demi-heure, le matin, après le lever, et le soir, avant le coucher.

D'autres prétendent qu'elles se donnent assez d'exercices toute la journée, soit en marchant, soit en travaillant, et qu'il est inutile de se fatiguer encore par d'autres exercices. — J'ai déjà fait observer que le travail manuel ou intellectuel, la marche, la promenade, l'équitation, la danse, le chant, tout exercice partiel est utile lorsqu'il est combiné avec d'autres exercices compensateurs, mais que, pris isolément, il est nuisible. Il n'y a que le mouvement réparti proportionnellement dans tous les membres, qui délasse et fortifie ; lorsqu'il ne l'est pas, il fatigue, il affaiblit, il est la cause principale de nos maladies, de nos difformités et du dépérissement de notre espèce.

D'accord, dit-on souvent ; mais c'est une chose nouvelle à

introduire dans nos habitudes. Nous en comprenons toute l'utilité et la nécessité, c'est réellement un bien à réaliser, nous le voulons; mais nous trouvons en notre corps une inertie, une faiblesse qui s'opposent à notre volonté.

Qu'ai-je à répondre? C'est donc parce que nous sommes faibles et détériorés que notre âme reste sous la servitude de notre corps; c'est parce que notre amélioration progressive est un devoir, et le plus important de nos devoirs, que nous nous dénions la faculté, la liberté de nous en occuper sérieusement!

En vérité, sommes-nous excusables?

Après tout, que l'on ne s'imagine pas qu'il s'agit d'établir dans chaque famille un gymnase ordinaire, avec ses cordes, ses échelles, ses pas-volants, ses perches horizontales, obliques ou verticales, ses trapèzes ou triangles, etc. Tout cela peut être bon pour apprendre à grimper, à marcher, à se mouvoir de mille manières détaché du sol; mais cela est tout-à-fait inutile et très-souvent nuisible au développement proportionnel des diverses parties du corps et à l'entretien de l'harmonie des forces et des fonctions. *Le gymnase de la famille*, c'est simplement la chambre à coucher, le salon ou l'atelier, pourvu de quelques *haltères* ou *dombells* (1), dont j'enseigne les exercices rhythmiques et variés, combinés avec d'autres exercices dans l'unité dynamique de l'organisme, selon l'âge, le sexe, le tempérament, les disproportions, les affections particulières et les prédispositions héréditaires ou constitutionnelles à certaines maladies.

Quelques mois après, je remets à la mère de famille, à laquelle est naturellement réservée la sollicitude de l'éducation physique, le soin de présider à ces exercices, auxquels elle participe elle-même, et de veiller à ce qu'ils aient lieu régulièrement tous les jours.

A voir les heureux effets de ces exercices méthodiques, elle sent tout ce qu'il y a de richesse et de douce joie dans la sainte mission qui lui est confiée.

---

(1) On trouve ces instruments au *Bazar du Voyage*, boulevard Poissonnière.

C'est à ce mode de propagation simple, peu dispendieux, toujours opportun et efficace, que je consacre mon activité

Je vous prie, docteur, d'agréer l'assurance de ma considération très-distinguée.

N. DALLY.

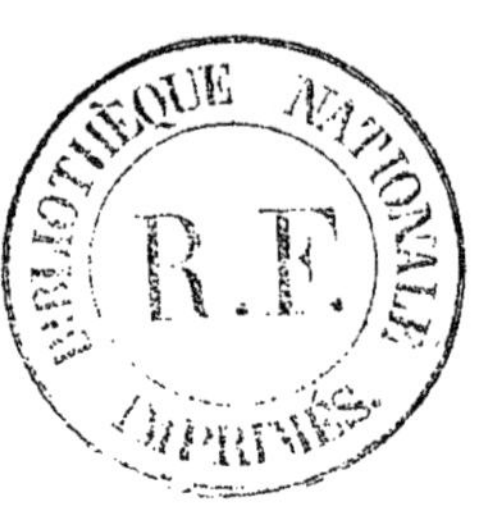

Montmartre. — Imp. Pilloy frères et Ce, boul. Pigale, 48.

9 782019 942199